LA

CAUTÉRISATION COMBINÉE

AVEC

L'ABLATION DE LA GLANDE LACRYMALE,

OU

NOUVEAU MOYEN DE GUÉRIR

LES

FISTULES LACRYMALES

ET LES

LARMOIEMENTS CHRONIQUES

Même dans beaucoup de cas réputés Incurables.

DEUXIÈME MÉMOIRE PRÉSENTÉ A L'INSTITUT DE FRANCE,

SÉANCE DE L'ACADÉMIE DES SCIENCES DU 16 JUIN 1845 ;

Par le Docteur

PAUL BERNARD,

PROFESSEUR DE CHIRURGIE OCULAIRE,

A L'ÉCOLE PRATIQUE DE MÉDECINE DE PARIS, ETC.

Rien n'est brutal comme un fait.

A PARIS,

CHEZ GERMER-BAILLIÈRE, LIBRAIRE-ÉDITEUR,

17, RUE DE L'ÉCOLE-DE-MÉDECINE.

1845.

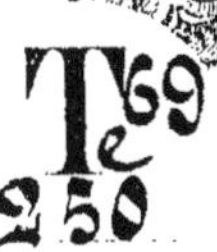

LA

CAUTÉRISATION COMBINÉE

AVEC

L'ABLATION DE LA GLANDE LACRYMALE,

OU

NOUVEAU MOYEN DE GUÉRIR

LES

FISTULES LACRYMALES

ET LES

LARMOIEMENTS CHRONIQUES

Même dans beaucoup de cas réputés Incurables.

DEUXIÈME MÉMOIRE PRÉSENTÉ A L'INSTITUT DE FRANCE,
SÉANCE DE L'ACADÉMIE DES SCIENCES DU 16 JUIN 1845;

Par le Docteur

PAUL BERNARD,

PROFESSEUR DE CHIRURGIE OCULAIRE,

A L'ÉCOLE PRATIQUE DE MÉDECINE DE PARIS, ETC.

Rien n'est brutal comme un fait.

A PARIS,

CHEZ GERMER-BAILLIÈRE, LIBRAIRE-ÉDITEUR,

17, RUE DE L'ÉCOLE-DE-MÉDECINE.

1845.

IMPRIMERIE DE HAUQUELIN ET BAUTRUCHE,
rue de la Harpe, 90.

LA

CAUTÉRISATION COMBINÉE

AVEC

L'ABLATION DE LA GLANDE LACRYMALE,

Par M. le Docteur

PAUL BERNARD.

CHAPITRE Ier.

Dans un premier travail, nous avons démontré l'innocuité pour la vision, de l'ablation de la glande lacrymale.

Dans ce second mémoire, nous allons développer les propositions suivantes, et chercher à en faire ressortir l'exactitude et la vérité.

PROPOSITIONS.

I.

La cautérisation combinée avec l'ablation de la glande lacrymale *saine*, constitue un procédé *nouveau* qui nous appartient, puisque nous avons été *le premier* à le proposer et à l'appliquer, dans le traitement des fistules lacrymales et des larmoiements chroniques.

II.

La tumeur et la fistule lacrymale, à toutes leurs périodes, ne sont pour nous, que des degrés divers d'un catarrhe *simple* ou *compliqué*.

III.

On peut guérir la plupart des tumeurs et fistules lacrymales, au moyen des caustiques employés directement et convenablement, de manière à ne pas oblitérer le sac lacrymal ni les conduits, et par conséquent à ne pas avoir de larmoiement consécutif.

Si cet accident avait lieu, on guérirait sûrement le malade de cette incommodité, réputée incurable jusqu'ici dans de telles circonstances, *par l'ablation de la glande lacrymale saine*; il en serait ainsi dans les larmoiements chroniques dus, soit à l'hypertrophie de la glande, soit à l'oblitération congénitale ou acquise des points ou des conduits lacrymaux.

IV.

! On ne doit avoir aucune crainte de changer une tumeur en fistule, par suite de l'ouverture du sac lacrymal. L'expérience a prouvé qu'il est généralement assez facile de fermer cette ouverture artificielle et temporaire.

V.

Dans les fistules lacrymales anciennes et *compliquées*, avec dénudation ou carie des os, comme on est obligé d'employer les caustiques, pendant plus longtemps et à plus fortes doses, on est aussi plus exposé à l'oblitération du sac ou des conduits. Dans ces cas, *s'il y a larmoiement consécutif*, l'ablation de la glande lacrymale *saine* est une ressource précieuse, car, ainsi que le prouvent de la manière la plus évidente des faits nombreux et irrécusables, *la source principale des larmes* provient de la dite glande.

VI.

Enfin nous croyons que notre procédé est supérieur à tous les autres, et à cause de cela même, nous espérons qu'il sera accueilli d'une manière favorable et générale.

CHAPITRE II.

TRAITEMENT.

Dans les trois premières périodes des tumeurs lacrymales *simples*, nous ouvrons le sac d'un seul coup de bistouri, d'après la méthode de *Boyer* et de *Dupuytren*; nous faisons pénétrer l'instrument jusque dans le canal nasal, et après l'avoir retiré, nous lui substituons immédiatement un clou de plomb, d'un calibre proportionné au diamètre du canal et que nous faisons entrer jusqu'au rétrécissement, s'il y en a, sans chercher à vaincre la résistance et sans avoir recours à aucune force ou effort violent : la tête du clou est ensuite recouverte d'un morceau de taffetas gommé.

Le lendemain nous retirons le clou, et au moyen d'un pinceau à miniature, nous introduisons quelques gouttes d'une solution d'azotate d'argent plus ou moins concentrée; puis aussitôt, nous réintroduisons le clou de plomb que nous maintenons et masquons de la manière déjà indiquée.

Chaque jour nous faisons un pansement semblable, et *ordinairement* dans quinze jours, trois semaines ou un mois au plus, le malade est délivré de son *catarrhe lacrymal chronique*, et des incommodités qu'il lui causait.

Dans la quatrième période, ou fistule lacrymale *simple*, nous nous servons, autant que possible, de l'ouverture fistuleuse, pour introduire un stylet mousse, ou une sonde cannelée, jusque dans le canal nasal; ensuite nous procédons aux pansements journaliers, comme nous l'avons indiqué ci-dessus.

Enfin dans la cinquième période, ou fistule lacrymale *compliquée*, en même temps que nous agissons par la cautérisation, *loco dolenti*, nous combattons, par un traitement général approprié, les complications qui peuvent exister, et au premier rang desquelles nous plaçons la constitution plus ou moins *scrofuleuse*, ou *humide*, comme disaient les anciens, *lymphatique* comme disent les modernes, ainsi que l'*hydre syphilitique*, suivant la pittoresque expression de M. Ricord.

Relativement aux fistules lacrymales soi-disant *dartreuses, rhumatismales, galeuses, varioleuses*, etc., nous croyons que la solution d'azotate d'argent est, dans ces cas, le meilleur anti-dartreux, anti-rhumatismal, anti-galeux et anti-varioleux ; aussi, nous conseillons de l'employer de préférence aux préparations sulfureuses, au vin antimonial d'*Huxham*, à l'extrait d'aconit, au colchique, aux frictions avec l'esprit de *Mindererus*, et aux autres moyens usités en de telles circonstances.

Quant aux granulations, fongosités, callosités, ulcères et altérations diverses de la muqueuse qui tapisse l'intérieur du syphon lacrymal, on les voit promptement s'affaisser, se cicatriser et disparaître complétement sous l'influence, heureusement modificatrice, du caustique que nous employons.

« On n'avait pas très-bien apprécié jusqu'ici, dit *M. Velpeau, les avantages de la cautérisation* des voies lacrymales. Les chirurgiens qui l'ont employée ont montré, par le soin avec lequel ils cherchaient le rétrécissement du canal nasal, qu'ils voulaient, en cautérisant, produire des eschares et diminuer le rétrécissement par la perte de substance. Comme la tumeur et la fistule lacrymales dépendent d'une *induration*, d'un *épaississement* ou d'une *phlegmasie chronique simple* de l'un des points du siphon lacrymal, *le nitrate d'argent agit seulement en dissipant l'inflammation, en neutralisant, détruisant le stimulus, l'épine qui l'entretenait, en produisant la résolution de l'engorgement morbide.* »

(Ext. de la thèse de M. Vinache, page 33, n° 250, an 1843.)

Nous partageons entièrement l'opinion de M. *Velpeau,* à ce sujet.

—L'âge des malades ne nous fait pas apporter de notables modifications à notre traitement; seulement nous dirons, à cette occasion, que c'est une grave erreur répandue, non-seulement dans les classes peu instruites, mais encore parmi beaucoup de médecins , de croire qu'on ne doit faire subir aucun traitement aux enfants âgés de moins de quinze ans et atteints de tumeurs ou fistules lacrymales. Nous ne saurions trop nous élever contre ce préjugé déplorable, qui entraîne une funeste temporisation et de graves inconvénients à sa suite; car c'est, sans contredit, chez les jeunes sujets, que les modificateurs locaux et généraux exercent une action plus favorable; abandonner à elle-même une telle affection , *attendre tout du temps,* comme on dit vulgairement, n'est-ce donc pas se rendre coupable de la plus blâmable incurie, et plus tard s'exposer aux regrets les plus amers ?

Quelquefois, nous augmentons la proportion du sel d'argent, que nous portons, dans certains cas, jusqu'au poids égal du véhicule ; ainsi nous avons adopté les quatre formules suivantes :

Azotate d'argent cristallisé.	Eau distillée.
N° 1. Un gramme.	Quatre grammes.
N° 2. Deux grammes.	Quatre grammes.
N° 3. Trois grammes.	Quatre grammes.
N° 4. Quatre grammes.	Quatre grammes.

De cette manière nous pouvons obtenir des effets modificateurs aussi faibles ou aussi intenses que nous voulons, selon l'ancienneté de la maladie, la constitution molle ou irritable des sujets, le degré d'altération des tissus, etc., etc.

— De ce qui précède, il résulte que nous ne cherchons nullement à oblitérer le sac lacrymal, ni les conduits du même nom, mais seulement à modifier leur état morbide, au moyen d'un *puissant astringent*, appliqué *directement* et à dose convenable, sur les tissus affectés; nous avons beaucoup à nous féliciter de cette manière de procéder, et nous nous servons des caustiques, même aux doses les plus fortes, avec une complète sécurité, par la raison que nous avons à notre disposition un moyen certain de *guérir le larmoiement* qui serait la suite d'une oblitération du sac ou des conduits lacrymaux, et qui consiste, comme on sait, dans l'*ablation de la glande lacrymale saine*. Néanmoins, cette ressource complémentaire ne doit être employée que comme l'*ultima ratio* du chirurgien, et d'autant moins souvent, que celui-ci saura manier les caustiques avec plus de tact et de prudence.

Si l'on nous reprochait de faire deux opérations au lieu d'une, nous répondrions que *deux* opérations qui amènent la guérison sont préférables à *une* seule qui échoue. D'ailleurs, nous le répétons, afin qu'on ne nous critique pas encore à tort, nous n'avons recours à l'*ablation de la glande*, que dans les cas réputés *incurables par les moyens ordinaires*.

Il n'en sera pas ainsi dans les larmoiements chroniques qui reconnaîtront pour cause, soit l'oblitération des points ou conduits lacrymaux, soit une maladie de la glande et l'altération du fluide qu'elle sécrète; alors nous n'hésiterons pas à faire l'ablation de l'organe sécréteur des larmes·

— Dans notre premier travail, nous avons décrit le procédé opératoire que nous suivons ; c'est pourquoi nous ne croyons pas convenable d'y revenir et de le décrire de nouveau.

Dans un troisième mémoire, nous nous proposons de démontrer l'insuffisance ou les dangers de toutes les méthodes mises en usage jusqu'à ce jour, dans le traitement des maladies des voies lacrymales , et la supériorité de notre procédé, avec de concluantes observations de guérison à l'appui.

Seulement nous ajouterons, en terminant, que nous employons de préférence le nitrate d'argent en solution, parce que ce *puissant astringent* est, suivant nous , le meilleur modificateur connu des maladies de l'appareil lacrymal, et qu'à l'état liquide , l'action en est plus uniforme , plus générale et plus facile à graduer ; que le clou cylindrique de plomb, nous a paru offrir des avantages marqués , sur les bougies en général et sur les bougies coniques en particulier ; que nous guérissons nos malades *plus promptement* et *plus sûrement* que par les moyens mécaniques, et le plus souvent, sans trace apparente de cicatrice déprimée ou de difformité quelconque; que notre procédé est d'une grande facilité d'exécution , qu'il ne nécessite l'emploi d'aucun instrument spécial ou nouveau ; qu'il est peu douloureux et incommode à peine les malades qui peuvent sortir et aller chaque jour à leurs affaires ; que son action curative est au moins aussi durable que celle obtenue par les autres méthodes de traitement; qu'il repose sur les bases de la plus saine physiologie; et enfin , qu'il a déjà en sa faveur de bons et incontestables résultats pratiques.

D'après toutes ces considérations , nous aimons à croire qu'il finira par être adopté généralement ; car, si rien n'est brutal comme un fait, rien aussi n'est patient comme une vérité.

CHAPITRE III.

RÉPONSE AUX OBJECTIONS FAITES

PAR

MM. LAUGIER ET RICHELOT.

Tant de productions médicales apparaissent chaque jour, sous des titres plus ou moins nouveaux ; que le lecteur qui n'a pas un intérêt particulier à approfondir la valeur de ces publications, pour la plupart éphémères, ne retire très-souvent de ces lectures que doute et incertitude. Comment, en effet, en serait-il autrement, quand des hommes honorables et instruits, mais atteints d'une manie aussi peu digne de leur caractère personnel que de leur position scientifique, viennent dénigrer impitoyablement et à outrance, tout ce qu'ils n'ont pas fait ou conçu. Leurs écrits, dits consciencieux et accueillis comme tels, par le public médical, ont d'autant plus de valeur critique, que les auteurs sont plus haut placés, et que ceux qu'ils attaquent, occupent une position plus modeste et plus obscure. Cela ne veut pas dire pourtant que la raison et le bon droit appartiennent toujours à ces hommes qui ont la prétention de passer pour les *Princes de la science...* Non, sans doute, il s'en faut de beaucoup que la vérité soit toujours du côté de ces favoris temporaires de la renommée ; mais la société de nos jours est ainsi faite, que les faibles doivent avoir dix fois raison contre les forts, pour tenter seulement d'élever la voix, devant un public blasé de tout et habitué à ne juger que sur les apparences.

C'est parcé que nous sentons toute la portée de ces vérités presque banales, que nous avons longtemps hésité à lutter contre nos illustres adversaires ; mais le sentiment impérieux de la conscience l'a emporté sur toutes autres considérations, et nous a imposé le devoir de repousser d'injustes attaques, de combattre de spécieuses objections, et de dire à notre tour ce que nous croyons être la vérité.

Arrivons de suite à notre sujet :

M. LAUGIER, chirurgien de l'hôpital Beaujon, chirurgien consultant de Sa Majesté le Roi des Français, professeur agrégé à la Faculté de médecine de Paris, chevalier de la Légion d'honneur, membre de l'Académie Royale de Médecine, etc., etc.

Et M. G. RICHELOT, docteur en médecine, médecin des dispensaires de la Société philanthropique, membre de plusieurs Sociétés savantes, chevalier de la Légion d'honneur, etc., etc.

MM. Laugier et Richelot, disons-nous, viennent de traduire (1844) l'ouvrage de M. MACKENZIE, chirurgien-oculiste de Sa Majesté la Reine de la Grande-Bretagne, professeur d'ophthalmologie à l'université de Glascow, etc., etc.

Les traducteurs, voulant rendre l'ouvrage du médecin anglais aussi complet que possible, l'ont *illustré de notes et additions* qui ont probablement un grand mérite intrinsèque, mais aussi *une couleur locale* très-marquée, au moins en ce qui nous concerne personnellement.

On verra plus tard avec quelle verve, et surtout avec quelle pureté de logique, messieurs les traducteurs ont *enrichi* l'ouvrage qu'ils se sont donné l'honneur de traduire, pour le *progrès* de la science et la plus grande *illustration anglaise*.

Ces messieurs sont sans doute très-bons Français; mais au prix de l'illustre Anglais de leur choix, que pouvait être pour eux un obscur confrère, qui n'est *ni médecin de Majesté*, ni *Académicien ?*

Cela dit sans fiel et sans rancune, nous allons transcrire les diverses objections présentées par MM. Laugier et Richelot; après avoir entendu l'attaque, il sera plus facile d'apprécier et de juger la défense.

On lit ce qui suit, à la page x des notes de la traduction de l'ouvrage de M. Mackensie :

«M. le docteur Paul Bernard vient de publier une brochure, dans laquelle *il propose d'extirper la glande lacrymale, pour guérir les fistules lacrymales et les larmoiements chroniques réputés incurables.* Il a pris pour épigraphe, l'aphorisme : *Sublatá causá tollitur effectus.* Et, en effet, si la sécrétion des larmes pouvait être la cause des fistules lacrymales et de leur persistance, chacun concevrait comment, en supprimant l'organe sécréteur des larmes, on arriverait à guérir les fistules. Cette guérison, par l'extirpation de la glande lacrymale ne serait pas cependant, sans difficultés, pour les cas où les fistules, dites incurables (car c'est à celles-là que M. Bernard s'adresse), seraient entretenues par la carie des os, développée sous l'influence des scrofules, de la syphilis, ou seulement, par la dacryocystite chronique, due aux mêmes causes. Il resterait à savoir quelle part prend, dans ces cas, à la durée de la maladie, la sécrétion des larmes. Rien jusqu'ici ne l'a encore démontré, car la fistule peut être entretenue en grande partie, par la sécrétion puro-muqueuse du sac lacrymal. Il n'est pas, du reste, prouvé que, dans les cas de fistules lacrymales, il y ait ordinairement hypersécrétion des larmes. L'extirpation de la glande lacrymale n'aurait donc pas d'autre effet que de supprimer le fluide qu'elle sécrète, et de diminuer d'autant, la quantité de liquide qui passe par l'ouverture accidentelle. Mais serait-ce là la guérison de la fistule? aucun fait jusqu'ici ne le prouve et ne conduit même à le supposer ».

— Voulez-vous faire passer un homme pour songe-creux, ignorant, stupide...., en un mot, pour tout ce que vous voudrez? Rien de plus facile : ayez recours à la recette, merveilleuse pour cela, de MM. Laugier et Richelot, et dont voici la formule exacte :

Prenez un écrit quelconque, et faites dire à l'auteur ce qu'il ne dit pas, tout en ne lui faisant pas dire ce qu'il dit.

Telle est la manière de procéder à notre égard, de MM. Laugier et Richelot, et c'est ce que nous allons prouver :

—D'abord nous n'avons jamais dit que *la sécrétion des larmes était la cause des fistules lacrymales et de leur persistance,* et pourtant ces messieurs nous *prêtent gratuitement* cette assertion, en se basant sur notre épigraphe qu'ils n'ont pas voulu comprendre, car le *sublatá causá tollitur effectus,* n'est *directement* applicable *qu'aux larmoiements chroniques, et réputés incurables par les moyens ordinaires;* nous verrons plus loin quel est le rôle *secondaire,* mais important néanmoins, que peut jouer l'extirpation de la glande lacrymale, dans le traitement des fistules du même nom ; qu'il nous suffise, quant à présent, de constater que ces messieurs nous font dire ce que nous n'avons jamais dit.

« Mais, continuent nos adversaires, la difficulté de guérir serait grande, si les scrofules, la syphilis, ou seulement la dacryocystite chronique, *due aux mêmes causes,* entretenaient la fistule ? »

— Pourquoi n'ajoutent-ils pas de suite que, par l'extirpation de la glande lacrymale, nous avons la ridicule prétention de guérir les scrofules et la syphilis? Ces messi eurs

eussent ainsi complété leur *analyse critique et consciencieuse!...*

« Il resterait à savoir quelle part prend, *dans ces cas*, à la
durée de la maladie, la sécrétion des larmes; rien jusqu'ici ne
l'a démontré. »

— Ces messieurs se trompent assurément, car il y a des
faits irrécusables dans la science, qui prouvent que la
sécrétion des larmes peut concourir à l'entretien et même
à l'aggravation de *certaines* fistules lacrymales; nous y
reviendrons bientôt, mais là n'est pas, pour le moment, la
question capitale.

« La fistule peut être entretenue, *en grande partie*, par la
sécrétion puro-muqueuse du sac lacrymal. »

— Vérité banale, sur laquelle tout le monde est d'accord.

« Il n'est pas du reste prouvé que, dans les cas de fistules incurables, il y ait ordinairement hypersécrétion des larmes ».

— Mais où donc avez-vous vu, messieurs les critiques,
que nous ayons émis une telle absurdité? — Nulle part,
sans doute, et à cause de cela, nous avons le droit d'être
péniblement surpris de vous voir recourir à de tels moyens.

« L'extirpation de la glande lacrymale n'aurait donc pas d'autre effet que de supprimer le liquide qu'elle sécrète et de diminuer d'autant la quantité du liquide qui passe par l'ouverture
accidentelle. »

— Nous sommes entièrement, *comme tout le monde*, à ce
sujet, du même avis que *MM. Laugier* et *Richelot.*

« Mais serait-ce là, la guérison de la fistule? aucun fait jusqu'ici ne le prouve, et ne conduit même à le supposer. »

— Ces deux dernières phrases du premier paragraphe prouvent, jusqu'à la dernière évidence, avec quelle légèreté, MM. Laugier et Richelot ont critiqué notre travail; car nous avons écrit cette phrase qui répond péremptoirement, à une attaque que nous nous abstenons de qualifier.

« Accueillons, disions-nous, les faits accomplis et acquis à la thérapeutique, et acceptons, comme un progrès réel, l'ablation de la glande lacrymale, AVEC OU SANS OBLITÉRATION DU SAC, appliquée au traitement des fistules lacrymales et des larmoiements chroniques réputés incurables ».

(Extrait de notre premier Mémoire, page 23).

— Ces messieurs n'ont oublié qu'une *seule* chose, mais une chose bien essentielle, *l'oblitération préalable du sac,* c'est-à-dire *la guérison de la fistule.* A-t-on le droit de critiquer, quand on tronque ainsi la pensée d'un auteur? car de deux choses l'une : ou bien ces messieurs ont lu notre mémoire en entier et avec attention, ou bien ils n'ont fait que le parcourir à la hâte : dans le premier cas, leur critique est plus que coupable, puisqu'ils l'ont faite *sciemment*; dans le second, ils ont agi avec une légèreté inexcusable, pour des hommes de la valeur scientifique de MM. *Laugier* et *Richelot.*

« Quant aux larmoiements *incurables*, il en est de *très-légers* et pour lesquels aucun chirurgien ne proposerait, aucun malade n'accepterait l'extirpation de la glande lacrymale. On les observe notamment dans les déviations ou les oblitérations des conduits lacrymaux, quoique ces causes accidentelles ne soient pas constamment suivies de larmoiement ».

— Il est clair que si le larmoiement, quoique incurable, est *très-léger*, c'est-à-dire incommode *fort peu* le malade, il n'y a pas lieu d'avoir recours à une opération ; nous n'avons jamais conseillé le contraire dans de tels cas. Ce n'était guère la peine de se donner raison pour *si peu*, et surtout quand encore tout le monde est du même avis.

« Restent les larmoiements opiniâtres, abondants ; mais ceux-là tiennent à une irritation chronique et à une hypersécrétion, et, en même temps, à une hypertrophie, à un engorgement de la glande , qui n'est pas nécessairement squirrheuse alors. Or, pour la gêne et les accidents qui en résultent, il s'en faut que M. Bernard soit le premier à proposer l'extirpation de la glande lacrymale. Nous renverrons le lecteur à la page 69 de notre traduction, section V, où M. Mackensie traite de l'engorgement chronique, du squirrhe et du chlorôme de la glande lacrymale ; puis à la page 70, où il étudie *la nature* de l'engorgement, et enfin, à l'article Traitement, page 72, où l'on trouvera les phrases suivantes : Au début de l'engorgement de la glande lacrymale, on *peut* appliquer une série de vésicatoires au front et à la tempe. On *peut* recourir à l'iode et aux autres médicaments propres à amener la résolution et l'absorption. Si ces moyens ne produisent pas la résolution de la *tumeur*, L'EXTIRPATION DE LA GLANDE EST LA SEULE RESSOURCE, et doit être pratiquée, soit qu'on regarde la maladie comme un SIMPLE ENGORGEMENT, soit qu'on le considère comme un chlorôme ou un squirrhe ».

—Toujours la continuation , comme l'on voit, de la mise en pratique de la recette, dont nous avons donné plus haut la formule : non sans doute, l'extirpation de la glande lacrymale, dans les cas *d'engorgement* ou de *squirrhe*, n'est point une opération *nouvelle*, ainsi que nous l'avons écrit nous-même, page 4 de notre mémoire ; mais ce qui nous appartient comme *innovation*, c'est *l'application nouvelle* que nous en faisons ; voilà ce que MM. *Laugier* et *Ri-*

chelot n'ont pas compris ou n'ont pas voulu comprendre, car autrement ils eussent évité d'entrer dans cette fausse voie d'une critique mal fondée, injuste et indigne d'eux.

« De plus, en jetant les yeux sur la page 70, à l'article Symptômes, on y verra qu'un larmoiement abondant (symptôme que l'on retrouve, d'ailleurs, dans les observations) précède l'époque où *une tumeur appréciable* se développe.

« Ainsi, dans le larmoiement qui vient de l'hypersécrétion et de l'hypertrophie de la glande lacrymale, on savait qu'il faut enlever la glande, quand la maladie est opiniâtre, et on l'avait proposé ».

— D'abord il n'est pas exact de dire qu'un *larmoiement abondant précède l'époque où une tumeur appréciable se développe;* et la preuve, c'est que le sieur Pelloin, sujet de notre première observation, a eu, pendant dix ans, un larmoiement des plus abondants et des plus rebelles à tous traitements, sans qu'aucune tumeur *appréciable* se soit développée..... Cela *peut* bien ne pas avoir lieu ainsi, dans les cas de dégénérescence squirrheuse ou cancéreuse; mais dans les simples hypertrophies de la glande lacrymale, la résistance en avant, du *Fascia Palpebralis*, étant beaucoup plus grande que celle du tissu cellulaire graisseux du fond de l'orbite, les glandules agglomérées peuvent acquérir une augmentation de volume assez considérable, sans que la tumeur soit extérieurement *appréciable*.

Nous avons déjà reconnu que nous n'avions jamais eu le moindre droit à venir revendiquer l'honneur de l'invention ou de la priorité de l'extirpation de la glande lacrymale *malade*. Ces messieurs se sont donc mis en frais de citations, tout à fait inutiles à ce sujet; car ce que nous revendiquons comme nous appartenant, et ce que personne *avant nous*, n'avait conseillé ni exécuté sur l'homme vivant, *c'est la cautérisation combinée, avec l'extirpation de la glande lacrymale saine*, pour arriver à la guérison de la plus grande partie des fistules lacrymales et des larmoiements chroniques.

« L'observation rapportée par M. Bernard serait-elle autre chose qu'un exemple *d'engorgement*, avec larmoiement opiniâtre, traité heureusement par l'extirpation de la glande ? NOUS AVONS LA CONVICTION DU CONTRAIRE. D'après les termes mêmes de l'observation (page 15 de la Brochure) : L'œil gauche était couvert continuellement par une espèce de voile liquide, formé par les larmes, et, à chaque instant, une ou plusieurs gouttes coulaient sur les joues, ou nécessitaient l'emploi permanent du mouchoir. Du reste, les diverses membranes de l'œil étaient saines ; il n'y avait aucune tumeur du sac, aucune affection catarrhale des follicules ciliaires. Tout semblait indiquer une hypersécrétion de la glande lacrymale, due probablement à son *hypertrophie*. Voilà bien l'opinion de M. Bernard : TELLE EST AUSSI LA NÔTRE ».

— Si nous accusions ces messieurs de contradiction, ils nous répondraient sans doute, qu'ils sont parfaitement conséquents dans leur raisonnement, puisqu'une glande peut être *engorgée* sans être *hypertrophiée*, et que dans la citation qui précède, ils n'ont pas cru reconnaître le premier état morbide, mais bien le second, et que par conséquent, il n'y a aucune contradiction réelle ni même apparente. Nous acceptons volontiers cette explication *telle qu'elle*, puisque, *une fois* au moins, nos consciencieux critiques auront accueilli pour *bonne* notre opinion.

« Nous ajouterons qu'avant d'opérer, M. Bernard pouvait,

s'il l'eût voulu, préciser encore son diagnostic par le toucher,
puisque, pendant l'extirpation, il constata que le lobe palpébral
de la glande était si volumineux, qu'il dépassait sensiblement
le rebord orbitaire, (on sait que les glandules conglomérées sont
dans l'épaisseur des paupières) et que ce lobe (ou plutôt
l'ENGORGEMENT et la réunion des glandules) avait presque le
volume d'une amande : ce qui n'empêcha point M. Bernard de
recourir plus tard à l'ablation complète de la glande. »

—Nous avons déjà en partie répondu à ce reproche de
diagnostic *incomplet,* en nous appuyant sur cette disposition anatomique bien connue, que le *fascia palpebralis* offre
à la glande, une bien plus grande résistance *en avant*, que
ne peut le faire le tissu adipeux du fond de l'orbite. Pour
compléter notre pensée, nous ajouterons qu'à cause de
cela même, il n'y avait aucune tumeur *appréciable au toucher*, et que la glande hypertrophiée, était *comprimée*, à la
manière d'un corps élastique: car, du moment où la résistance *en avant* eût cessé, par la division du ligament orbitaire, la glande se présenta aussitôt, par suite même de
l'augmentation de son volume et de la cessation de toute
compression.

Mais ce n'est pas tout encore : nos consciencieux critiques ne viennent-ils pas de reproduire ces mots caracté-
ristiques de la pensée qui a concouru à rédiger le paragraphe précédent: « ENGORGEMENT DES GLANDULES RÉUNIES.
Mais n'avaient-ils pas déclaré que si l'on pouvait croire à un
engorgement de la glande, ou de la réunion des glandules,
ce qui est absolument la même chose, eux, AVAIENT LA
CONVICTION DU CONTRAIRE !

En vérité, à une telle lecture, l'on ne peut s'empêcher
d'être affecté d'un sentiment pénible, en voyant ainsi le

pour et le *contre* soutenus avec cet aplomb qui n'appartient qu'aux hommes haut placés dans la science. Mais que signifie une telle contradiction? Nous le demandons à tout lecteur impartial, est-ce là de la critique scientifique ou tout autre chose? Est-il possible de porter plus loin, dans une discussion grave et importante, le sans-façon et l'inconséquence du raisonnement? Ce trait à lui seul suffirait pour renvoyer nos adversaires à un cours de logique, dont leur titre de *Médecin de Majesté et d'Académicien* les dispense sans doute! Quant à nous, qui n'avons pas de tels avantages, nous ne pouvons que nous défendre, devant le tribunal de l'opinion publique, qui est aussi le plus souvent celui de la raison, de la bonne foi et *surtout de l'impartialité*.

« La guérison fut obtenue. *Qu'importe*, après cela, qu'il y ait eu, dans cette observation, erreur de diagnostic, faite par un ou plusieurs chirurgiens haut placés? »

— Mais cela *importe beaucoup*, au contraire, parce que cela prouve d'une part, que le diagnostic n'était pas si facile que MM. Laugier et Richelot le prétendent et, d'une autre part, que *la guérison obtenue* par notre opération, quand avaient échoué tous les autres moyens employés *pendant dix ans*, par *sept chirurgiens*, dont deux célèbres professeurs à Paris, n'est pas chose indifférente à noter; *qu'importe*, dites-vous, que le pauvre malade ait été soumis, pendant si longtemps, à tant d'opérations diverses et de tâtonnements déplorables? *Qu'importe* qu'après *dix années de souffrance*, le patient n'ait pas été plus avancé en guérison que le premier jour du traitement?.... *Qu'importe* qu'un autre ait été plus habile ou plus heureux que ses confrères et ait obtenu la guérison? Sans doute, cela vous *importe peu*, messieurs les critiques, mais assurément cela *importait beaucoup* au sieur Pelloin, notre opéré.

« Cela prouve-t-il qu'on eût affaire ici à une fistule lacrymale? M. Bernard NE LE DIT PAS ET NE LE CROIT PAS, PUISQU'IL
SIGNALE BIEN LA NATURE DE L'AFFECTION ; mais comment arrive-
t-il à faire d'une opération déjà connue, proposée par d'autres,
AINSI QUE SA BROCHURE MÊME LE PROUVE, pour *l'engorgement* de
la glande lacrymale, une opération NOUVELLE, qui guérira les
fistules lacrymales et les larmoiements incurables? C'EST CE QUE
NOUS N'AVONS PAS DÉCOUVERT DANS SA BROCHURE. »

— L'on sait qu'il n'y a pas de plus mauvais aveugles que
ceux qui ne veulent pas voir; nous allons donc suppléer à
la vue probablement un peu myope de ces Messieurs.

On lit ce qui suit, page 23 de notre mémoire :

10° L'ADHÉSION INTIME DES PAROIS DU SAC,

Méthode dite de Nannoni.

« Ici, c'est PRESQU'A COUP SUR, qu'on guérit le malade de la
fistule, mais en substituant une autre maladie tout aussi gè-
nante et réputée *incurable,* AVANT NOTRE OPÉRATION, le larmoiement. »

Ce rapprochement était-il donc si difficile à comprendre,
si peu facile à DÉCOUVRIR ?

Commencez-vous maintenant, messieurs les critiques, à
apercevoir comment nous arrivons nécessairement, fatale-
ment, mathématiquement, à la guérison des fistules lacrymales, même de beaucoup de celles réputées incurables,
au moyen de la modification ou même de l'oblitération du
sac lacrymal, par les caustiques combinés, avec l'ablation
de la glande lacrymale SAINE, *s'il y a larmoiement consécutif?* Il ne faut certes pas un grand effort d'imagination,
pour saisir ce qu'il y a de particulier, dans cette APPLICA-
TION NOUVELLE.

Nous portons le défi à MM. Laugier et Richelot de prouver qu'un autre chirurgien, ancien ou moderne, français ou étranger, ait proposé de guérir les fistules lacrymales par NOTRE PROCÉDÉ ?

Non, l'extirpation de la glande lacrymale *malade* n'est point une opération *nouvelle*; non, la cautérisation ou l'oblitération du sac lacrymal, n'est point une méthode *nouvelle;* mais ce qui est *nouveau*, et ce qui nous appartient bien en propre, c'est le procédé mixte, qui consiste à COMBINER LA CAUTÉRISATION AVEC L'ABLATION DE LA GLANDE LACRYMALE SAINE, pour la guérison des fistules lacrymales et des larmoiements chroniques.

« M. Bernard a fait, il est vrai, *une critique très-sévère* de tous les moyens usités contre la tumeur lacrymale ; mais il ne prouve par aucun fait, que l'extirpation de la glande lacrymale sera plus heureuse dans ces cas. »

— Nous ne saurions mieux répondre au reproche qu'on nous adresse à tort, qu'en reproduisant l'opinion des auteurs qui font autorité dans la science, sur les inconvénients, quelquefois même, sur les dangers de la plupart des moyens employés jusqu'à ce jour, dans le traitement des maladies des voies lacrymales ; c'est ce que nous nous proposons d'établir d'une manière rigoureuse, dans un troisième mémoire. Toutefois, disons-le en passant, M. Laugier aurait dû nous savoir gré d'avoir gardé le silence, sur *son procédé de route artificielle dans le sinus maxillaire*, par la raison que c'est *un des plus mauvais moyens* qui aient été proposés jusqu'ici, si l'on en juge par l'appréciation bien autrement *sévère*, qu'en ont faite MM. les professeurs *Velpeau* et *Sanson*.

« Je doute, dit M. Velpeau, qu'une pareille méthode (celle

de la perforation du sinus maxillaire proposée par M. Laugier) compte jamais de nombreux partisans; rien ne prouve en effet qu'arrivées dans le sinus, les larmes en sortissent ensuite facilement, qu'elles n'y fissent pas naître des accidents, qu'il fût aisé de leur livrer une issue en perçant la voûte palatine; *la perforation de l'os unguis aurait encore moins d'inconvénients.* » (Extrait de la *Médecine opératoire*, par M. Velpeau, tome 3, page 339.)

— Le célèbre professeur *Sanson*, qui, comme chacun sait, jouissait d'une réputation d'ophthalmologue très-distingué, a jugé de la manière suivante, la méthode de M. Laugier :

« C'est une *proposition*, a-t-il dit, qui n'a pas encore eu de suite, et malgré la réserve extrême que l'on doit apporter en pareille matière, il est permis de faire observer *qu'elle ne présente pas de grandes probabilités de succès.* »

—Mais M. *Laugier* ne s'en est pas tenu là; et lorsqu'on lui a objecté que l'ouverture osseuse était exposée à se rétrécir, il a répondu à ses critiques : « que si cet accident était constaté par l'expérience, on pourrait *enfoncer* toute la paroi qui sépare le canal nasal du sinus maxillaire (1)! »

— On voit que M. Laugier a réponse à tout et n'est arrêté par aucun obstacle; mais heureusement pour les malades que, comme l'a dit le professeur *Sanson*, *sa proposition n'a pas encore eu de suite...*

« M. Bernard, continuent nos adversaires, n'aurait-il pas mieux fait d'attendre au moins *une* opération suivie d'un suc-

______

(1) Thèse du docteur Vinache, pages 34 et 35, n. 250, année 1843.

cès favorable à son idée, avant de proclamer *un nouveau moyen* de guérir les fistules lacrymales ? »

— Nous n'avions pas besoin d'attendre ce que nous n'aurions pu mieux faire que nos prédécesseurs, pour ce qui se rapporte à la guérison des fistules lacrymales, par la méthode des caustiques ; car on trouve dans les auteurs, non pas *une seule* opération semblable suivie de succès, mais bien un très-grand nombre , ainsi que l'a reconnu *Scarpa* lui-même, dans l'appréciation qu'il a faite de la méthode de Nannoni (1).

Seulement cette méthode offrait un inconvénient grave et fréquent, qui consistait à substituer quelquefois, *après la guérison de la fistule*, un larmoiement perpétuel et incurable, tant qu'on n'a pas eu à sa disposition, comme ressource complémentaire, l'EXTIRPATION DE LA GLANDE LACRYMALE SAINE. Démontrer, par des expériences sur les animaux et des observations sur l'homme, que l'ablation de la glande lacrymale *ne compromet ni la vie ni la vision*, était, suivant nous, le meilleur moyen de rendre plus fréquente et en quelque sorte de vulgariser cette opération, réservée seulement jusqu'ici, pour les cas de dégénérescence de l'organe sécréteur des larmes ; voilà pourquoi notre *nouvelle application* trouvait un appui plus que suffisant, dans les faits acquis à la science déjà depuis longtemps, et que, par conséquent, toute attente de notre part devenait inutile ou superflue.

En effet, la question qui nous occupe ne peut-elle pas être réduite aux deux propositions suivantes ?

1º A-t-on guéri, oui ou non, des fistules lacrymales par la méthode des caustiques ?

____

(1) *Traité des maladies des yeux* par *Scarpa*, t. I, p. 39.

— On ne peut le nier, tout le monde sait qu'on en a guéri de celte manière un grand nombre, et qu'on en guérit encore tous les jours (1).

2⁰ A la suite des guérisons ainsi obtenues, n'était-on pas exposé à déterminer l'*oblitération du sac*, ou *des conduits*, et par suite, *un larmoiement incurable*, avant qu'on eût la ressource complémentaire de l'ablation de la glande lacrymale *saine ?*

— Ceci est encore incontestable ; les écrits de *Scarpa* et de beaucoup d'autres en font foi.

« Quant aux larmoiements, il y a un rapport plus direct entre leur guérison et l'ablation de la glande ; mais ces larmoiements n'étant en général abondants, opiniâtres et incommodes que dans les cas *d'engorgement* de la glande, la proposition de son extirpation appliquée à ces cas, rentre dans des propositions et faits déjà acquis à la science, *antérieurement* à l'observation de M. Bernard. »

— N'ayant jamais eu la ridicule prétention de proposer, comme *moyen nouveau,* l'ablation de la glande lacrymale *malade,* nos adversaires ont bien mauvaise grâce, à venir affirmer sérieusement, que nous n'avons aucun droit à la priorité de cette opération.

---

(1) Sans parler des faits de guérison, déjà assez nombreux, que nous avons obtenus dans notre pratique particulière, nous rappellerons que le docteur Caffort (de Narbonne) a publié une lettre adressée au docteur Velpeau, dans laquelle il affirme que neuf malades atteints de tumeurs et fistules lacrymales, traités par lui, avec le nitrate d'argent, ont *tous* été guéris.

Nous ferons seulement remarquer, que nos critiques emploient le mot *engorgement,* comme l'équivalent d'*hypertrophie,* puisque, suivant eux, ce n'est que par suite de ce premier état morbide que proviennent, en général, *les larmoiements abondants, opiniâtres et incommodes. L'hypertrophie,* qui produit, aussi souvent au moins, les mêmes phénomènes, est donc comptée pour rien par ces messieurs, à moins qu'ils ne classent cet état morbide parmi les *engorgements?* Mais cela est inadmissible de toutes manières, puisqu'ils ont reconnu eux-mêmes, avec nous, dans l'observation de Pelloin, notre premier opéré, que nous avions à traiter, *non pas un engorgement,* mais bien *une hypertrophie de la glande !*

Voici leurs propres paroles :

« L'observation rapportée par M. Bernard (celle de Pelloin) serait-elle autre chose qu'un exemple d'*engorgement,* avec larmoiement opiniâtre, traité heureusement par l'extirpation de la glande?

« Nous avons la conviction du contraire; tout semblait indiquer une hypersécrétion de la glande lacrymale, due probablement à son *hypertrophie.* Voilà bien l'opinion de M. Bernard, telle est aussi la nôtre. »

— Quelle confusion dans les mots, les idées et les choses !

« Cependant on a observé quelquefois un larmoiement pénible, après les lésions traumatiques des conduits lacrymaux. M. Bernard n'a pas spécifié ce larmoiement, mais il se trouve compris *évidemment* dans le terme de *larmoiements incurables;* c'est un de ceux pour lesquels l'extirpation de l'organe sécréteur est *peut-être* applicable. »

— Le *peut-être* de MM. Laugier et Richelot est fort joli, car c'est presque une concession qu'ils daignent nous faire ; aussi nous leur en adressons nos bien sincères remerciements.

« Dans les cas analogues de larmoiement, où il est *évidemment* et seulement produit par la sécrétion des larmes, il faudrait encore comparer les incommodités de l'épiphora, avec les chances de l'extirpation de la glande ; lorsque celle-ci a été commaudée par des *engorgements*, dont *l'accroissement menaçait la vue et la vie des malades*, il ne faut pas croire qu'on n'ait couru aucun danger, comme le dit M. Bernard, en traitant cette opération de *facile, sans dangers, et efficace.* »

— Quand nous enlevons la glande lacrymale *saine*, ni la vue, ni la vie des malades n'étant menacés, nous maintenons que l'opération est *facile, sans dangers et efficace.*

« Il ne faudrait pas ajouter *sans inconvénients*, car on a vu, après cette ablation, le ptosis de la paupière supérieure, on a vu l'ectropion aigu, et pour peu que les occasions de la pratiquer se multiplient, on verra l'ectropion chronique, sans parler des accidents plus graves, de phlegmon de l'orbite et des paupières. Ce sont là des chances qu'il faut calculer, quand on veut étendre les applications d'une opération connue, ou en proposer une nouvelle. »

— Ces messieurs énumèrent, avec une certaine complaisance, des accidents nombreux et possibles dans certains cas, mais vus sans doute au foyer du plus fort grossissement de leur microscope. En effet, ils conviennent que ces accidents ont été observés à la suite d'ablations de

la glande lacrymale, *commandées par des engorgements,
dont l'accroissement menaçait la vue et la vie des malades.*
Or, il est facile de comprendre que, dans des cas aussi
graves, l'opérateur n'ait pas toujours pu faire comme il
l'aurait désiré, soit en ne lésant pas plus ou moins les
parties environnantes, soit en ne pouvant éviter des ad-
hérences vicieuses consécutives, etc., etc. Mais opérer
sur des organes profondément altérés et quand *la vue et
la vie* des malades sont *menacés,* ou bien opérer sur des
organes *sains* et lorsque *ni la vue ni la vie* ne sont compro-
mises le moins du monde, est-ce donc la même chose?
N'est-ce pas embrouiller volontairement et comme à
plaisir, les questions les plus simples et les plus élémen-
taires de pathologie chirurgicale, que de faire des com-
paraisons aussi dissemblables, pour en vouloir tirer des
conséquences identiques? L'exagération est, dans cette
circonstance, si grande et si manifeste, qu'elle suffirait
à elle seule, pour compromettre la bonté d'une thèse
même meilleure, que celle défendue par MM. Laugier et
Richelot; mais il y avait parti pris, de la part de ces messieurs,
de faire le procès *quand même,* à toute innovation présen-
tée par un médecin qui n'a pas, comme M. Mackensie,
le privilége de faire autorité dans la science. On pouvait
donc ne pas regarder de trop près à la valeur des argu-
ments, car on espérait qu'une affirmation quelconque de
critique ou de blâme ne pouvait rencontrer la moindre op-
position, ni faire élever la plus légère objection; nos
adversaires se sont trompés sur ce point, comme sur
beaucoup d'autres, dans leur *remarquable et consciencieuse
appréciation*; car quelque faible que puisse être la puis-
sance de notre voix, nous ne protesterons pas moins de
toutes nos forces, contre cette manière plus que légère de

procéder à notre égard. Nous avions droit, il nous semble, à plus de justice et d'impartialité.

« On a pu voir dans les notes que nous avons déjà données sur la glande lacrymale, deux observations *d'hypertrophie* de cet organe ; l'une d'elles avec *un larmoiement* intermittent *fort incommode* : nous n'avions pas *cédé* encore au conseil de Mackensie, d'extirper la glande, quoique *les glandules malades fussent appréciables au toucher* ; mais il n'est pas *impossible* qu'on soit *obligé* d'y avoir recours plus tard. »

— Ces messieurs ont vraiment des argumentations qui n'appartiennent qu'à eux ; c'est ce qu'on nomme *le style original*; et en effet, bien qu'ils déclarent que le larmoiement soit *fort incommode, les glandules malades et appréciables au toucher*, ils pensent qu'il n'est pas IMPOSSIBLE qu'on soit obligé plus tard d'avoir recours à l'ablation de la glande. Quelle logique, quel tact, quelle concession !

— Maintenant, est-il vrai, comme l'affirment MM. Laugier et Richelot, que les larmes ne peuvent jamais concourir à aggraver où au moins à entretenir certaines fistules lacrymales ?

Il est généralement admis que toutes les fois qu'un organe sécréteur devient malade, le fluide sécrété est aussitôt plus ou moins altéré. Ainsi, le principe sucré développé dans les urines, est le produit de certaines maladies des reins : la bile perd plusieurs de ses propriétés, dans quelques affections du foie ; le lait s'altère dans les phlegmasies de la glande mammaire, etc., etc. Pourquoi en serait-il autrement, pour la glande lacrymale et le fluide qu'elle sécrète ? Dans quelques ophthalmies spécifiques, ne voit-on pas les larmes acquérir une telle âcreté, que les tissus, sur lesquels elles coulent, en sont affectés, corrodés, ulcérés? Et pourtant, le plus ordinairement dans ces cas, l'organe sécréteur n'est enflammé que sympathiquement? Mais quand, au contraire, le tissu même de la glande s'enflamme, s'hypertrophie, ou dégénère, le fluide qui en sort, subit nécessairement une modification particulière, que les analyses chimiques n'ont pas encore démontré, il est vrai, pour la glande lacrymale, mais qui, par analogie et induction rationnelle, n'en doit pas moins être soumise aux lois générales qui régissent l'organisme.

Quelques auteurs ont pensé et ont écrit que, dans les cas d'altération quelconque de la glande lacrymale, il y avait augmentation des sels de soude qui, comme on sait, entrent dans la composition chimique des larmes.

Voici, entre autres, ce qu'on trouve à ce sujet dans le Traité des maladies des yeux par Weller, tome 1ᵉʳ, page 178, édition de 1832 :

« La sécrétion des larmes peut, non seulement éprouver des modifications, sous le rapport de la quantité, mais ce fluide *peut encore être altéré dans sa composition*. Ainsi on le trouve quelquefois *plus riche en principes salins* que de coutume : il m'est arrivé, dans un cas d'ictère violent, de lui trouver une teinte manifestement jaunâtre ; mais le défaut de bonnes analyses nous met dans l'impossibilité de juger des services que nous pourrions retirer de la chimie, pour éclairer ce point de pathologie. Je profite de cette occasion pour parler *d'un état remarquable des larmes, où l'on voit ce fluide produire des concrétions calculeuses* (Dacryolithes).

Nous renvoyons le lecteur à l'ouvrage de Weller, pour lire l'observation qu'il rapporte, mais que nous ne pouvons reproduire, pour ne pas trop nous écarter de notre sujet.

SÉCRÉTION DE LA GLANDE LACRYMALE,

Fluide lacrymal, larmes.

« Propriétés. — Examinées au microscope, les larmes laissent voir quelques globules de mucus, et des lamelles d'épithélium. Elles sont constituées par un liquide clair, inodore, salé, légèrement alcalin, qui précipite des flocons blancs par l'alcool, et par le chlore, des flocons jaunes, insolubles dans l'eau.

Analyse des larmes, par M. DE BLAINVILLE.

Sur cent parties on trouve :

Eau	96,0
Matière solide	0,4
Mucus	0,1
Hydrochlorate de soude	0,3
Phosphate de chaux	0,2
Phosphate de soude	0,4
Soude libre	0,5
Perte	2,1
Total égal.	100 parties.

SÉCRÉTION DES GLANDES DE MEIBOMIUS ET DE CELLES DE LA CARONCULE ; MUCUS PALPÉBRAL.

Chassie, Meïbomine, palpébrine (DE BLAINVILLE).

« Propriétés. — Le mucus palpébral est gras, butyreux ; examiné au microscope, il est composé de gouttelettes de graisse liquide et de parcelles granulées, opaques, arrondies et composées de graisse solide qui provient sans doute du contenu des cellules. On n'a pas encore analysé ce produit.

(Ext. du nouveau *Manuel d'anatomie générale*, par M. Marchessaux, pag. 330 et 331). »

— Ainsi, quoiqu'on n'ait pas d'analyse chimique aussi exacte pour le *mucus palpébral* que pour les *larmes*, on sait néanmoins que le premier est formé presqu'en totalité, d'eau et de mucus, tandis que l'autre, renferme une quantité notable de sels de chaux et de soude. Eh bien ! qu'une altération de tissus, ou qu'une aberration de nutrition ait lieu, dans les organes de sécrétion, alors certains principes pourront bien dominer dans une proportion anormale, tels que, le sucre dans les urines des diabétiques, l'albumine dans la maladie de Brigt, le phosphate calcaire chez les goutteux, les sels de chaux et de soude dans les larmes, etc., etc.

Il résulte de ces faits et observations que, dans quelques cas, les larmes peuvent être altérées dans leur composition chimique, et que cette altération doit nécessairement concourir à aggraver ou à entretenir certaines fistules lacrymales.

Ce qui vient encore à l'appui de cette assertion rationnelle, c'est ce fait curieux qu'on remarque dans l'observation du sieur Pelloin, notre premier opéré, et qui consiste dans le phénomène suivant: pendant dix ans consécutifs, l'œil gauche était larmoyant au plus haut degré, et pourtant, pendant tout ce long espace de temps, la narine du même côté était restée *sèche !* pas la moindre goutte du liquide sécrété en si grande abondance, ne pouvait traverser les conduits lacrymaux, et cependant il

a été démontré, de la manière la plus claire et la plus con-
vaincante, que le siphon lacrymal était libre et ne renfer-
mait, dans son intérieur, aucun obstacle capable d'inter-
cepter le passage des larmes ; tandis que du moment où la
glande lacrymale a été enlevée, la narine est devenue
humide !..... Comment expliquer ce phénomène, si ce
n'est en admettant que la glande lacrymale hypertrophiée, sécrétait un fluide altéré dans sa composition nor-
male qui agissait, sur les petits mamelons érectiles, dont
sont formés les points lacrymaux, de façon à les faire se
crisper spasmodiquement et empêcher le passage de ces larmes ainsi altérées, à la manière du pylore qui ne laisse ordinairement passer dans les intestins, que les aliments suffisamment élaborés par l'estomac. Du moment, au contraire, qu'un fluide onctueux, comme celui qui provient
de la sécrétion des *follicules ciliaires* (glandes de Meïbomius, follicules de la conjonctive et de la caroncule
réunies), a été mis en contact avec les mêmes points
lacrymaux, la contraction spasmodique n'a plus eu lieu,
le passage a été ouvert, et la narine est devenue humide...
Rien ne nous semble ni plus logique, ni mieux en rapport
avec le fait observé !...

Ici se termine notre réponse, aux objections critiques de
MM. Laugier et Richelot ; après avoir successivement fait
passer chacune d'elles, au crible du raisonnement et des
faits accomplis, nous demanderons au lecteur impartial,
ce qui reste de tout cet échafaudage si peu solide, qu'il
nous a suffi, pour ainsi dire, de souffler dessus, pour le
faire crouler comme un château de cartes ?...

CHAPITRE IV.

RÉPONSE AUX OBJECTIONS FAITES

PAR M. ROGNETTA.

Nous allons maintenant reproduire un passage du traité philosophique et clinique, publié tout récemment par M. Rognetta, et qui semble avoir été principalement dirigé contre notre nouveau procédé. Voici ce passage :

CHAPITRE XIII.

Page 704.

RECHERCHES GÉNÉRALES SUR LES MALADIES DE L'APPAREIL LACRYMAL,

Par le docteur ROGNETTA, 1844.

« Jean-Louis Petit comparait, avec assez d'exactitude, l'appareil lacrymal à l'appareil urinaire. La glande lacrymale effectivement, les conduits lacrymaux, le sac lacrymal et le canal nasal imitent, jusqu'à un certain point, les reins, les uretères, la vessie et l'urèthre ; la caroncule lacrymale serait l'équivalent de la prostate, et le sac lacrymal, l'analogue de la vessie ; le muscle de *Horner* et *Trasmondi* serait l'analogue de l'accélérateur de l'urine. Cette comparaison pourrait être étendue à la pathologie ; elle conduit à cette conclusion importante, que les maladies de l'appareil lacrymal, sont presque les mêmes et exigent le même traitement, que celles des organes urinaires. Il y a cependant cette différence essentielle, dans les fonctions des deux appareils : c'est que toute l'urine est sécrétée par les reins, tandis que *toutes les larmes ne viennent pas de la glande la-*

crymale. J'ajouterai même que la plus grande partie de ce liquide n'émane pas de cet organe. Cette assertion étonne probablement les personnes qui regardent la glande lacrymale comme la source unique des larmes : elle est cependant susceptible de démonstration. Il existe, jusqu'à présent, plus de vingt exemples d'extirpation complète de la glande lacrymale chez l'homme. « *Les larmes ont continué à être sécrétées, après comme avant la maladie, et l'œil et la narine à être mouillés comme à l'ordinaire, les pleurs à avoir lieu avec versement de larmes,* etc. (*Mackenzie, Middlemore, Tood, O'Beirne, Travers, Lawrence,* etc.). J'ai vu moi-même un cas de ce genre opéré par M. Cloquet ; *les larmes continuaient à être sécrétées, comme si la glande existait ;* dernièrement encore, M. A. *Bérard* en a publié un pareil. »

—Et d'abord, il n'est pas exact de dire qu'après l'extirpation de la glande lacrymale, le fluide qui lubrifie l'œil continue à être sécrété, *avec autant d'abondance qu'auparavant.* Non, il s'en faut de beaucoup qu'il en soit ainsi, malgré les citations faites à ce sujet par M. Rognetta, pour fortifier sa manière personnelle de voir. C'est précisément, parce que *les follicules ciliaires* concourent à sécréter une partie du liquide destiné à lubrifier l'œil, qu'après l'extirpation de la glande lacrymale, on n'a pas à redouter la sécheresse de la conjonctive palpébro-oculaire ; l'œil doit donc continuer à rester *humide ;* et c'est en effet ce qui a été observé, parce que, comme le dit très-bien M. Rognetta, *toutes les larmes ne viennent pas de la glande lacrymale.* Mais entre *l'humidité* nécessaire aux fonctions de l'organe de la vue, et qui n'a rien de gênant ni de désagréable pour le malade, *et la continuation de sécrétion des larmes, comme si la glande existait,* après une extirpation *complète,* il y a une très-grande différence à établir.

« C'est probablement, dit *M. Mackenzie*, parce que la conjonctive *reste humide et lubrifiée après l'extirpation de la glande lacrymale*, qu'on a avancé que les sujets auxquels on l'a enlevée peuvent encore *pleurer ;* ou bien, il est possible que, dans les cas qui ont donné lieu à cette opinion, quoique la portion supérieure de la glande eût été enlevée, les glandules agglomérées (partie palpébrale de la glande lacrymale) aient été laissées en place. »

(*Traité des maladies des yeux, par Mackenzie, page* 73).

Quant à nous, nous maintenons qu'après l'*ablation complète* de la glande lacrymale, la *diminution* de la sécrétion générale du *fluide lacrymal est immense;* nous allons en donner immédiatement la preuve :

Lorsque, au moyen de la vapeur du suc d'ognon, nous cherchâmes à faire pleurer Pelloin, auquel nous avions enlevé la totalité de la glande lacrymale *gauche*, voici ce qui se passa :

De l'œil *droit*, c'est-à-dire du côté où la glande était intacte, *des larmes abondantes* s'écoulèrent et se répandirent sur la joue.

Au contraire, de l'œil *gauche*, privé de sa glande, il n'y eut qu'une *humidité* à peine suffisante, pour laisser échapper du grand angle, quelques rares gouttelettes de mucus palpébral!...

Voilà un fait incontestable, dont nous avons été témoin, et qu'on pourrait reproduire au besoin. Quelle valeur, d'après cela, les assertions de M. Rognetta conservent-elles?

Cette expérience, que nous rappelons en ce moment, nous parut si naturelle quand nous la fîmes, que nous nous bornâmes à la mentionner sommairement, dans une note de notre premier mémoire; le but que nous nous proposions alors était de savoir si le malade éprouverait quelque douleur du côté privé de la glande, au moment où il pleurerait ; il n'a rien ressenti.

M. *Middlemore* paraît tellement étonné de ce phénomène, continue M. Rognetta, qu'il est presque *tenté d'en révoquer en doute la réalité*. On va voir cependant que cela n'a rien d'incompréhensible :

EXPÉRIENCES DE M. ROGNETTA.

« Écartez les paupières d'un animal vivant, d'un lapin par exemple, à l'aide d'un anneau en fil de fer ; essuyez la surface de l'œil, avec un linge fin, et observez pendant quelques minutes la cornée transparente : vous verrez une sorte de rosée fine se manifester à sa surface ; cette rosée se convertit en gouttelettes , puis en une petite nappe très-visible qui se répand sur l'œil. Essuyez encore, et vous verrez le même phénomène se reproduire. Ces gouttelettes viennent EVIDEMMENT de la chambre antérieure : elles sont formées, en d'autres termes, par une partie de l'humeur aqueuse qui *transpire incessamment à travers les pores de la cornée*. C'est là, SELON MOI, ajoute M. Rognetta , la *source principale de l'humeur lacrymale*.

« Mais ce n'est pas tout : il est incontestable que les vaisseaux de la conjonctive exhalent, à l'état normal, une certaine quantité de sérosité qui se mêle aux larmes. Les cryptes mucipares de cette membrane sécrètent aussi leur contingent. La quantité de ces deux humeurs augmente aisément, pour peu que l'œil soit irrité d'une manière quelconque. Ajoutons que les follicules sébacés, dits de Meïbomius, et la caroncule lacrymale, qui n'est qu'un agrégat de ces follicules, sécrètent également une certaine quantité de matière qui se dissout dans les larmes, de sorte que le liquide lacrymal n'est pas, à proprement parler, le résultat de la sécrétion d'un seul organe ; c'est une humeur mixte, dont la source est à la fois dans la glande lacrymale, dans la chambre antérieure, dans les vaisseaux et cryptes de la conjonctive, dans les glandes de Meïbomius et dans la caroncule lacrymale. »

— Il n'y aura sans doute pas que M. Middlemore qui pourra s'étonner de l'opinion de M. Rognetta, sur l'origine principale dés lármes (1).

Que prouvent, en effet, les expériences faites sur les animaux, par M. Rognetta ? *que la sorte de rosée fine* qu'on observe à la surface de la cornée, essuyée préalablement avec un linge fin, peut provenir beaucoup plus facilement des *cryptes mucipares* du feuillet mince et muqueux, qui recouvre la face externe de la cornée et qu'on appelle communément conjonctive cornéenne ou lame épithéliale extérieure, que de *l'humeur aqueuse transpirant incessamment à travers les pores de la cornée.*

« En effet, dit M. *Marchessaux*, la cornée transparente est formée de couches ou de lamelles dont M. *Ribes* a fixé le nombre à dix. Celles-ci, à leur tour, sont composées par des fibres aplaties, que les micrographes considèrent comme des fibres de cellules; elles sont séparées les unes des autres par d'autres fibres de noyaux, développées incomplétement, de sorte que ces noyaux paraissent tantôt régulièrement disposés par série, tantôt volumineux, tantôt interrompus. Comme les fibres du tissu cellulaire avec lesquelles elles ont de l'analogie, les fibres de cellules peuvent se décomposer en fibrilles. Chaque coupe de la cornée offre la même image, de sorte que l'on est conduit à penser que les fibres s'entrecroisent dans toutes les directions.

---

(1) Avant la découverte de la glande lacrymale, et surtout de ses conduits excréteurs reconnus en 1661, par *Sténon*, les anciens avaient la même croyance que celle que M. Rognetta cherche à rajeunir; mais du moment que l'anatomie physiologique eût fait connaître la glande *innominée supérieure* et ses usages, la théorie professée jusque-là et renouvelée de nos jours par M. Rognetta, fut dès-lors complétement abandonnée.

« **Chez l'adulte** , IL N'EST PAS POSSIBLE DE RENCONTRER DES VAISSEAUX DANS CETTE PARTIE DE LA CORNÉE. *Muller* a décrit chez le fœtus, au-dessous de la lame épithéliale extérieure, un réseau de capillaires fort grêles, dont le diamètre est d'un soixante-dix à un cent trente-trois cent millième de pouce! »

Enfin, pour achever de donner l'idée de la *transpiration* peu facile et surtout peu rapide de l'humeur aqueuse, à travers la cornée transparente, il faut encore se rappeler que la face interne de cette membrane est tapissée par une lamelle d'apparence *cartilagineuse, très-solide, anhyste, transparente comme du verre*, et épaisse de quinze millièmes de millimètre. C'est la membrane de *Descemets* ou de *Demours*. »

(Extrait du *Nouveau Manuel d'Anatomie générale*, par M. MARCHESSAUX, pages 214 et 215).

— D'après cette description sommaire, mais exacte, il est aisé de comprendre que d'obstacles doit rencontrer *la transpiration incessante de l'humeur aqueuse, à travers les pores de la cornée*, et combien il faut d'expériences plus concluantes que celles ci-dessus indiquées par M. Rognetta, pour qu'on accepte généralement, comme vérité irrécusable, cette vieillerie physiologique.

Jusque-là, nous craignons bien que l'auteur du Traité philosophique et clinique d'ophthalmologie, soit à peu près *seul* de son avis; car nous demanderons à notre tour, comment il s'est fait que le sieur Pelloin, privé d'une glande lacrymale et soumis à l'action de pleurer, n'ait pas versé des larmes d'une *manière égale* des deux yeux? cependant, *si la source principale des larmes* est dans l'humeur aqueuse, pourquoi ce fluide n'est-il pas sorti aussi abondant d'un côté que de l'autre, et pourquoi le côté *le moins abondant* (il y avait à peine quelques gouttelettes) est-il précisément *celui qui était privé de la glande lacrymale?*

Mais ce n'est pas tout encore : nous avons donné des

soins à un jeune garçon qui, à la suite d'un Encanthis,
traité par le nitrate de mercure et le beurre d'antimoine,
perdit non-seulement l'œil, à la suite d'une ophthalmie
aiguë, terminée par suppuration, mais encore conserva
une oblitération complète des deux points lacrymaux du
même côté. Eh bien, cet adulte *qui avait sa glande lacrymale, quoique n'ayant plus ni chambre antérieure ni humeur
aqueuse*, était affecté d'un *larmoiement* des plus abondants
et des plus incommodes!....

Si la source principale des larmes ne vient pas de la
glande lacrymale, mais de l'humeur aqueuse, pourquoi
avons-nous observé *ce larmoiement* chez un sujet qui *n'a-
vait plus ni chambres de l'œil, ni humeur aqueuse?* Nous fîmes
l'ablation de la glande lacrymale *saine*, et le jeune malade
fut dès-lors débarrassé pour toujours de son larmoiement!

«Sur un cheval que *M. Girard*, directeur de l'école d'Alfort,
avait mis à notre disposition, pour être soumis à nos expériences,
dit *M. Ribes, nous avons vu*, après avoir essuyé la conjonctive,
*les larmes sortir en abondance par les ouvertures des canaux
excréteurs de la glande lacrymale;* depuis la découverte de ces
conduits, il semblait que les idées des anciens, *sur la source
des larmes, devaient être à jamais détruites;* cependant après
Sténon, on vit des anatomistes douter encore qu'il fût vrai que
la glande lacrymale sécrétât les larmes; *ils ne pouvaient pas
croire qu'un organe aussi petit fournît, dans un temps donné,
une aussi grande quantité d'humeur, que celle que l'on voit
répandre dans certaines circonstances.*

« *Aujourd'hui, il n'y a plus de dissentiment sur l'origine
des larmes; sécrétées par la glande lacrymale, elles sortent
des orifices des conduits excréteurs, sous la paupière supérieure, etc., etc.* «

(*Archives générales de Médecine,* avril, 1830).

Ces faits, qui détruisent de fond en comble le système des anciens, rajeuni par M. Rognetta, n'offrent-ils pas la preuve la plus concluante de la sécrétion des larmes, *principalement* par la glande lacrymale?

« Reste maintenant à savoir, continue M. Rognetta, quelle est la quantité que chacune de ces sources donne à la masse?

« On calcule à plusieurs onces par jour, la quantité des larmes qui passent dans la cavité nasale. La plus forte de ces sources, *n'est certainement pas la glande lacrymale*, car cette glande est très petite, et *lorsqu'on l'a extirpée, on ne s'aperçoit pas sensiblement de la diminution de la quantité des larmes.* Ceci avait été parfaitement reconnu par *Zinn*, car il dit positivement: *Maxima pars humoris lacrymalis, ex arteriis conjonctivæ palpebrarum emanere videtur :* »

« Tout en adoptant l'idée que les artères conjonctivales fournissent une forte quantité d'humeur lacrymale, j'ai cru pouvoir établir, D'APRÈS MES PROPRES RECHERCHES, *que la source principale en est dans la chambre antérieure de l'œil.* Dans un mémoire sur ce sujet, que j'ai envoyé il y a quelques années à l'Académie de Médecine, j'ai développé les idées ci-dessus, à l'aide d'un assez grand nombre de faits physiologiques et pathologiques qu'il serait trop long de reproduire ici.

« Je déduisais de ces faits :

« 1º Qu'attendu la quantité *très-faible* de larmes que fournit la glande lacrymale (un huitième environ de la masse totale), *cette glande pouvait être extirpée au besoin, sans nuire aux fonctions de l'œil.*

« 2º Que dans l'extirpation de l'œil, si la glande n'était point comprise dans la maladie, on pouvait se passer de l'enlever, sans crainte d'exposer le malade à un larmoiement consécutif; car, outre que la quantité de sécrétion est fort minime, elle

s'atrophie du moment qu'elle n'est plus en rapport avec e
globe oculaire. L'expérience confirme aujourd'hui l'exactitude de mes conclusions. Réfléchissez d'autre part, à la *quantité immense* de larmes qui arrosent *en un instant*, la surface de
l'œil, chez les personnes qui pleurent. Il est impossible de
rapporter *logiquement*, cette *énorme* quantité de liquide, à *un
si petit corps*, comme la glande lacrymale.

« Chez les enfants et les vieillards, les larmes ne sont plus
abondantes que parce que leur conjonctive est plus spon-
gieuse, les pores de la cornée plus flasques.

« Il y a dans l'acte de pleurer une congestion sanguine
instantanée vers l'œil et le cerveau ; les membranes oculo-
palpébrales sécrètent abondamment ; les muscles droits se con-
tractent, *et l'humeur aqueuse est exprimée* et reproduite en
grande abondance.

« Si on lie les veines jugulaires à un chien, bientôt ses yeux
pleurent abondamment, par suite de la stase sanguine oculo-
cérébrale. C'est à cette cause qu'on doit aussi rapporter les
pleurs de certains sujets fous ou paralytiques. Il y a dans l'état
normal une relation exacte, entre la quantité de la sécrétion
des larmes et la force de résorption des points lacrymaux ; pour
peu que cet équilibre soit rompu, par excès de sécrétion ou par
diminution de pompement, il y aura larmoiement. (Stillicidium
lacrymarum).

« On conçoit, d'après ce qui précède, à combien de causes
diverses peut se rattacher l'excès de sécrétion des larmes.
Si ces causes sont *morbides*, le larmoiement reçoit le nom d'*e-
piphora*. Il est, en attendant, curieux de voir les oculistes attri-
buer cette hypersécrétion à la glande lacrymale. De là les *bizarres descriptions pathologiques* qui nous arrivent de toutes
parts, *et dont l'imagination seule fait les frais.* On prévoit
par là, pourquoi je n'ai pu adopter les idées du docteur
P. Bernard, qui, dans une brochure récente (1844), a proposé

l'ablation de la glande lacrymale, pour guérir la tumeur ou la fistule lacrymale ».

(Ext. du *Traité d'ophthalmologie* de M. Rognetta, page 706, édition de 1844).

— Quand on se pose, comme M. Rognetta, en *réforma- teur* de la science, il nous semble qu'on devrait commencer tout d'abord, par éviter soi-même de reproduire de *bizarres descriptions , dont l'imagination seule fait les frais.*

Ainsi, la totalité du fluide lacrymal sécrété dans un jour serait évaluée par lui à plusieurs onces....

Mais où donc est la preuve de cette *évaluation* toute *d'imagination ?....*

M. Rognetta prétend avec les anciens, que la glande lacrymale est *trop petite*, pour une aussi *abondante sécrétion*, et que, *lorsqu'on l'a extirpée, on ne s'aperçoit pas sensiblement de la diminution de la quantité des larmes.*

Nous voudrions bien connaître les autorités scientifiques qui admettent que la *quantité* d'un fluide sécrété, est en raison directe du *volume* de la glande qui le sécrète? A ce compte, s'il en est ainsi, et si la glande lacrymale peut fournir *seulement* une once de larmes par 24 heures (M. Rognetta parle de plusieurs onces), le foie, qui est peut-être soixante ou quatre-vingt fois aussi volumineux qu'elle, devrait, dans le même rapport et dans le même temps, sécréter soixante ou quatre-vingt onces de bile , chaque glande mammaire vingt ou vingt-cinq onces de lait, chaque testicule dix ou douze onces de sperme, etc., etc., toutes choses qui assurément n'ont pas lieu.

— Tout le monde sait que les glandes salivaires qui sont *très-peu volumineuses*, sécrètent néanmoins une *énorme quantité* de salive, dans quelques circonstances, comme dans celle de la faim non satisfaite par exemple, et excitée par l'odeur et le désir de certains aliments. Les petits conduits salivaires lancent alors la salive dans la bouche, par de véritables jets continus (1), ce qui n'est pas plus extraordinaire que l'abondance accidentelle des larmes, sous certaines influences cérébrales, telles que la douleur, la joie, etc., surtout quand on sait combien sont *nombreux*, *volumineux* et *voisins du cerveau* les vaisseaux et les nerfs qui se distribuent dans la glande lacrymale.

—Quant à la seconde assertion, celle par laquelle on prétend *qu'on ne s'aperçoit pas sensiblement de la diminution de la quantité des larmes, quand on a extirpé la glande*, les observations de nos opérés répondent péremptoirement à ce qu'elle renferme d'inexact et d'exagéré. Rien n'est donc moins conforme à la vérité des faits, que ce rôle secondaire et presque nul, que *M. Rognetta* fait jouer à la glande lacrymale, qui fournit à peine, selon lui, *la huitième partie* de la masse totale du fluide qui lubrifie l'œil!...

N'est-il donc pas plus rationnel d'admettre que cette glande, organe *évidemment sécréteur*, puisse beaucoup mieux sécréter, même *en un instant*, *une énorme quantité de larmes*, que d'avoir besoin de bouleverser toutes les lois physiologiques généralement admises, pour former un système d'exception, qui ne repose sur aucune base solide, qu'aucune expérience suffisamment concluante ne sanctionne, qui n'a point l'appui de la majorité des anatomistes ni des physiologistes modernes, enfin qui est même en contradiction tranchée, avec des faits pratiques incontestables.

Mais, objectera-t-on sans doute, puisque vous reconnais-

---

(1) De là ce proverbe : « *L'eau en vient à la bouche.* »

sez que *toutes les larmes ne viennent pas de la glande lacrymale*, que deviendra le fluide sécrété par les follicules ciliaires, si vous *oblitérez* par les caustiques le sac lacrymal?
n'y aura-t-il pas, dans ce cas, *continuation de larmoiement*,
malgré l'ablation de la glande?

— Nous répondrons que nous avons lieu de croire que la
portion aqueuse du fluide palpébral sera en partie évaporée
au contact de l'air, et en partie pompée par les vaisseaux
absorbants, tandis que la *portion grasse* servira à lubrifier
l'œil. N'est-il pas très-probable que les choses se passent
ainsi, dans les cas d'oblitérations congénitales ou accidentelles des conduits lacrymaux, et qui ne sont pas accom-
pagnés de *larmoiement*, malgré la *sécrétion en plus* de la
glande lacrymale?

« Un ancien soldat de Marengo, rapporte *M. Malgaigne*,
portait à l'angle interne de l'œil droit, *une tumeur indolente*
qui ne cédait point à la pression du doigt, et dont il faisait re-
monter l'origine à l'année même de cette bataille; on crut à un
simple kyste. Le malade étant venu à mourir au Val-de-
Grâce, *M. Malgaigne* en fit l'autopsie, et constata que la tumeur cystique était le sac lui-même, le canal nasal étant *obli-
téré*, et les conduits lacrymaux *fermés* dans l'espace de 2 millimè-
tres environ du côté du sac. *M. Malgaigne* affirme que, chez
cet homme, il y avait eu *absence de larmoiement*, et rappelle,
d'après *M. Vésignié*, auteur d'un excellent travail sur les maladies des voies lacrymales (Thèse inaugurale, 1824), un fait
relaté par *Gunzius*, et dans lequel les points lacrymaux étaient
complétement obturés, sans que l'organe fût affligé de *larmoiement*.

Cette possibilité de la reprise du fluide lacrymal, par les
vaisseaux absorbants, en l'absence du libre jeu des tubes des-
tinés à les pomper, est encore corroborée par les observations de *Jüncken*, qui dit avoir vu plusieurs fois *le larmoie-*

ment manquer tout-à-fait, après l'exécution de la méthode de *Nannoni* (1) ».

(Ext. de la *Chirurgie oculaire* du Dr *Deval*, page 528).

Il est vrai qu'il n'en est pas toujours ainsi; mais dans l'espèce, il y aura, *en moins*, pour le travail de l'évaporation et de l'absorption, tout le fluide manquant de la glande qu'on aura extirpée. D'ailleurs, l'oblitération *complète* du sac n'a lieu que dans les cas les plus graves, c'est-à-dire assez rarement. Rien ne s'oppose donc à croire que les choses ne puissent se passer, dans la pluralité des cas, comme nous venons de l'expliquer.

« Quelquefois, dit *Demours*, j'ai touché légèrement, avec le nitrate d'argent fondu, des fongosités qui sortaient par le trou fistuleux. Dans ce cas, j'emploie plutôt ce moyen, *comme puissant astringent et comme causant quelque changement à l'état de ces végétations*, que comme escharotique ; je n'ai jamais manqué, par ce procédé, de les voir promptement disparaître ».

(*Traité des maladies des yeux*, par *Demours*, tom. 1er, page 162).

— Au surplus, quelle est donc l'opération qui réussit toujours et dans tous les cas? Nous n'en connaissons aucune ; *toutes, sans exception*, ont leur revers ou mauvais côté, et par conséquent, celle que nous proposons ne peut se soustraire à la loi commune. Seulement nous avons la profonde conviction, que notre mode de traitement, dans les maladies des voies lacrymales, est moins défectueux que ceux qui ont été employés jusqu'à ce jour, et c'est pour cela que nous lui donnons *dès à présent*, une préférence marquée sur tous les autres.

---

(1) Pour nous, l'opinion de *Jüngken*, dans ce cas, ne serait pas suffisamment justifiée, car à la suite de la méthode de *Nannoni*, on observe la simple *modification* du sac lacrymal, au moins aussi souvent que sa complète *oblitération*, ce qui rend parfaitement raison, dans les premiers cas, de l'absence du larmoiement.

TABLE ANALYTIQUE.

—

CHAPITRE Ier.

CHAPITRE II.

Traitement, comprenant ce qui suit :

CHAPITRE III.

Réponse aux objections faites par MM. Laugier et Richelot.

CHAPITRE IV.

Réponse aux objections faites par M. Rognetta.

FIN DE LA TABLE ANALYTIQUE.